BEI GRIN MACHT SICH IHR WISSEN BEZAHLT

- Wir veröffentlichen Ihre Hausarbeit, Bachelor- und Masterarbeit

- Ihr eigenes eBook und Buch - weltweit in allen wichtigen Shops

- Verdienen Sie an jedem Verkauf

Jetzt bei www.GRIN.com hochladen und kostenlos publizieren

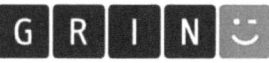

Beschwerdemanagement im Krankenhaus. Geeignetes Mittel zur Kundenbindung und Qualitätssicherung?

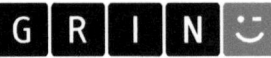

Bibliografische Information der Deutschen Nationalbibliothek:

Die Deutsche Nationalbibliothek verzeichnet diese Publikation in der Deutschen Nationalbibliografie; detaillierte bibliografische Daten sind im Internet über http://dnb.d-nb.de abrufbar.

ISBN: 9783346459916
Dieses Buch ist auch als E-Book erhältlich.

Druck und Bindung: Books on Demand GmbH, Norderstedt Germany
Gedruckt auf säurefreiem Papier aus verantwortungsvollen Quellen

Das vorliegende Werk wurde sorgfältig erarbeitet. Dennoch übernehmen Autoren und Verlag für die Richtigkeit von Angaben, Hinweisen, Links und Ratschlägen sowie eventuelle Druckfehler keine Haftung.

Das Buch bei GRIN: https://www.grin.com/document/1040275

Hochschule Fresenius

Fachbereich onlineplus

Studiengang: Management im Gesundheitswesen M.A.

Hausarbeit

Beschwerdemanagement
als Mittel zur Kundenbindung und Qualitätssicherung
im Krankenhaus

Abgabedatum: 06.02.2020

Inhaltsverzeichnis

Abkürzungsverzeichnis.. III

1 Einleitung... 4

2 Definition Beschwerdemanagement....................................... 4

3 Vorgehensweise des Beschwerdemanagementprozesses.... 5

   3.1   Allgemeine Vorgehensweise..5

      3.1.1   Direkter Beschwerdemanagementprozess...6

      3.1.2   Indirekter Beschwerdemanagementprozess......................................9

   3.2   Konkrete Vorgehensweise im Krankenhaus.....................................12

4 Bedeutung des Beschwerdemanagements........................... 13

   4.1   Nutzen für das Krankenhaus...14

   4.2   Nutzen für die Beschwerdeführenden 15

5 Schwierigkeiten bei der Realisierung 16

6 Zusammenfassung/Fazit 17

7 Literaturverzeichnis 20

Abkürzungsverzeichnis

BM   Beschwerdemanagement

QM   Qualitätsmanagement

QS   Qualitätssicherung

1 Einleitung

Auf dem deutschen Markt herrscht enormer Wettbewerbsdruck – Daher sind alle Leistungserbringer darum bemüht, ihre Produkte oder Dienstleitungen ausgezeichnet zu vermarkten und versuchen ihre Konkurrenz durch möglichst hohe bzw. hochwertigere Qualität ihres Angebots auszustechen. Auch in Krankenhäusern herrscht eine derartige Konkurrenzsituation. Daher gilt das Qualitätsmanagement zur Herstellung bzw. Aufrechterhaltung eines hohen Leistungsniveaus als fester Bestandteil in nahezu jeder Unternehmensstrategie. Als Mittel des internen Qualitätsmanagements wird in Krankenhäusern immer häufiger ein sogenanntes Beschwerdemanagement implementiert, das es denjenigen Personen, die in jeglichem Kontakt mit der Organisation stehen, ermöglicht, auf einfache und unkomplizierte Weise Kritik über das erhaltene Leistungsangebot oder sonstige Aktivitäten auszuüben. Wie diese Strategie als Mittel zur Qualitätssicherung im Krankenhaus umgesetzt wird und inwiefern sie sich als positiv erweist, soll im Rahmen dieser Hausarbeit erarbeitet werden. Grundsätzlich ist es auch möglich und sinnvoll, ein Beschwerdemanagement für Mitarbeitende einzuführen. Im Rahmen dieser Hausarbeit wird der Fokus jedoch lediglich auf die Kundinnen/ Kunden bzw. Patientinnen/Patienten gelegt.

Die konkrete Forschungsfrage lautet: „Eignet sich das Beschwerdemanagement als Mittel zur Kundenbindung und Qualitätssicherung im Krankenhaus?"

Nach einer Definition des Beschwerdemanagements in Kapitel 2, geht das nachfolgende Kapitel 3 näher auf die Umsetzung des Beschwerdemanagements im Krankenhaus ein, das in mehreren strukturierten Schritten erfolgt und einen direkten sowie einen indirekten Beschwerdemanagementprozess unterscheidet. Während Kapitel 3.1 die allgemeine Vorgehensweise des Beschwerdemanagementprozesses aufzeigt, geht Kapitel 3.2 speziell auf das Krankenhaus ein und erläutert, wie sich der Prozess des Beschwerdemanagements in diesem Kontext verhält. Anschließend werden die Vorteile des Beschwerdemanagements als Mittel der Kundenbindung und Qualitätssicherung, sowohl auf Seiten des Unternehmens bzw. Krankenhauses, als auch auf Seiten der Beschwerde ausübenden Kundinnen/Kunden bzw. Patientinnen/Patienten erörtert. Da die Umsetzung der Beschwerdestrategie nicht immer ohne Komplikationen verläuft, zeigt Kapitel 5 auf, welche Schwierigkeiten bei der Realisierung entstehen können. Als Abschluss dieser Arbeit wird nach einer knappen Zusammenfassung der wichtigsten Aspekte in einem kurzen Fazit bewertet, ob die Implementation eines Beschwerdemanagements in einem Krankenhaus tatsächlich sinnvoll und nutzenbringend ist.

2 Definition Beschwerdemanagement

Die Äußerung einer Beschwerde ist unentwegt mit subjektiv wahrgenommener Unzufriedenheit seitens eines Individuums oder einer Gruppe verbunden. Indem verbal oder schriftlich Kritik an einer Person, einem Produkt oder einer Dienstleistung ausgeübt wird, wird diese Unzufriedenheit zum Ausdruck gebracht. Im unternehmerischen Kontext wird der Umgang mit Beschwerden als wichtige Aufgabe bzw. Herausforderung gesehen und daher häufig fest, als sogenanntes Beschwerdemanagement (BM), in die Unternehmensstrategie implementiert. Eine allgemein gültige Definition zum Begriff Beschwerdemanagement findet sich im Wirtschaftslexikon Gabler: Beschwerdemanagement wird in Unternehmen angewandt und beschäftigt sich mit der effektiven Behandlung von eingehenden Kundenbeschwerden (Stauss, o.J.). Konkret handelt es sich um einen Prozess, der alle Aktivitäten, die seitens der Beschwerde annehmenden Einrichtung zum Umgang mit Kritik ergriffen werden, umfasst und damit von der Vorbereitung über die Ausführung bis hin zur Evaluation entsprechender Maßnahmen reicht (Stauss, o.J.). Der Strategie wird damit eine beachtliche Rolle im Rahmen des Qualitätsmanagements (QM) zugewiesen, da sie systematisch Feedback von Leistungsnehmenden einholt und evaluiert (Vomberg, 2010). Zudem spielt sie eine bedeutende Rolle für das Kundenmanagement, da sie vorrangig darauf abzielt, die allgemeine Kundenzufriedenheit zu erhalten, zu fördern oder wiederherzustellen (Stauss & Seidel, 2014). Mit dem „Gesetz zur Verbesserung der Rechte von Patientinnen und Patienten" gibt es für Krankenhäuser seit dem Jahr 2013 eine verbindliche gesetzliche Vorschrift zum Patienten-Beschwerdemanagement (Bundesgesundheitsministerium, 2019).

Um den Nutzen des Beschwerdemanagements zu entfalten, müssen bestimmte Aufgaben im Rahmen eines direkten und indirekten Beschwerdemanagementprozesses erfüllt werden, die im nachfolgenden Kapitel 3 dieser Ausarbeitung näher erläutert werden.

3 Vorgehensweise des Beschwerdemanagementprozesses

Im Rahmen dieses Kapitels soll aufgezeigt werden, wie sich der Prozess des Beschwerdemanagements konkret gestaltet und welche Aufgaben darin von Seiten des Unternehmens zu erfüllen sind, um sowohl die kundenbeziehungsrelevanten, als auch die qualitätsrelevanten Teilziele erfüllen zu können. Nachdem das Unterkapitel 3.1 eine anschauliche Darstellung der allgemeinen Vorgehensweise eines Beschwerdemanagementprozesses aufzeigt, werden die darin beschriebenen Vorgänge im nachfolgenden Kapitel auf den Kontext des Krankenhauses übertragen und erläutert.

3.1 Allgemeine Vorgehensweise

Der Prozess des Beschwerdemanagements wird untergliedert in einen direkten sowie einen indirekten Hergang. Diese werden in den beiden Unterpunkten dieses Übersichtpunkts detailliert dargestellt.

3.1.1 Direkter Beschwerdemanagementprozess

Das direkte Geschehen umfasst alle Aktivitäten, die direkt mit der Kundin/dem Kunden in Verbindung stehen. Vorrangiges Ziel hierbei ist es, die Kundenzufriedenheit zu erhöhen oder wiederherzustellen. *„Für das Empfinden von Zufriedenheit ist es erforderlich, dass Kunden Zugang zu Wegen der Beschwerdevermittlung haben, die Interaktion in der Folge der Beschwerde zufriedenstellend verläuft, die Reaktion in der angemessenen Zeit erfolgt und das Ergebnis für den Kunden angemessen ist"* (Vomberg, 2010, S. 282). Wie das Zitat verdeutlicht, sind aus Sicht der Kundin/des Kunden vier Kriterien entscheidend, um eine Beschwerde angemessen zu bearbeiten: Zugänglichkeit, Interaktionsqualität, Reaktionsschnelligkeit und Angemessenheit/Fairness (Stauss, 2009, zitiert nach Winkelmann, 2013). Demnach ist es essentiell, dass der Beschwerdeführende die Bemühungen des Unternehmens im Umgang mit der Beschwerde als positiv erlebt, da dessen Zufriedenheit darüber entscheidet, ob er auch zukünftig Produkte oder Dienstleistungen der Organisation in Anspruch nehmen wird (Hippner et al., 2011). Der direkte Beschwerdemanagementprozess beinhaltet die vier Prozesse Stimulierung, Annahme, Bearbeitung und Reaktion (Stauss & Seidel, 2014).

Stimulierung

Im Rahmen dieser Prozessphase sollen Kundinnen/Kunden gezielt dazu angeregt werden, ihre Unzufriedenheit offen zu artikulieren. Damit soll dem veralteten Streben nach Beschwerdeminimierung bewusst entgegengewirkt werden, da unzufriedene Leistungsbezieher, die ihre Enttäuschung nicht offen kundtun, nicht nutzenbringend für den Erfolg eines Betriebes sind (Stauss & Seidel, 2014). Es geht dem Unternehmen demnach nicht darum, möglichst wenige Beschwerden entgegennehmen zu müssen, sondern es versucht durch konkrete Animation zur Reklamation, den stetigen Lern- und Anpassungsprozess anzutreiben, das Verhältnis zu Kundinnen/Kunden zu verbessern und bestehende Mängel zu beseitigen. Mit dem Prinzip der Beschwerdesimulierung bzw. -maximierung wird jedoch keinesfalls das Ziel verfolgt, der Kundschaft mehr Anlass zur Beschwerde zu bieten. Stattdessen will das strategische Unternehmen es seinen Leistungsbeziehern erleichtern, ihr Ärgernis klar gegenüber der betroffenen Stelle zu äußern und damit vermeiden, dass dieses anderweitig gegenüber Familienangehörigen, Freunden, Bekannten oder auf sozialen Netzwerken verbreitet wird (Stauss & Seidel, 2014). Das Unternehmen selbst bekommt damit die konkrete Aufgabe, die Beschwerdewege für ihre Kundinnen und Kunden möglichst schnell und unkompliziert zu gestalten, indem sogenannte Beschwerdekanäle angelegt werden. Diese können mündlich, schriftlich, oder elektronisch erreichbar sein. Der Betrieb hat entweder die Möglichkeit, mehrere verschiedene Zugangswege anzubieten und damit die Wahl den Kundinnen/Kunden zu überlassen, oder hat klar zu kommunizieren, welcher Weg der Beschwerdeabgabe erwünscht ist (Vomberg, 2010). Hinzu kommt auch die Aufgabe der unmissverständlichen

Kommunikation nach außen, die klar zu verstehen geben soll, dass die Abgabe von Feedback erwünscht ist, alle Anliegen ernst genommen werden und der Betrieb stets um die Umsetzung von Verbesserungsvorschlägen bemüht ist (Stauss & Seidel, 2014). In der Firma müssen die entsprechenden Rahmenbedingungen geschaffen und die stetige Erreichbarkeit der Beschwerde annehmenden Stellen sichergestellt werden (Hippner et al., 2011).

Annahme

Auch bei der Annahme einer Beschwerde, sind einige bedeutende Aspekte zu beachten. Konkret haben Unternehmen zwei wesentliche Anforderungen zu erfüllen: Zum einen die Organisation des Beschwerdeeingangs sowie zum anderen die Dokumentation wesentlicher Beschwerdehinweise (Stauss & Seidel, 2014). Wichtig ist, dass den Kundinnen/Kunden ein möglichst schneller und unkomplizierter Weg zur Einreichung ihrer Anliegen bereitgestellt wird (Vomberg, 2010). Daher ist es von Vorteil, wenn jeder Mitarbeitende der Beschwerdeannahme befugt ist oder eine einfache schriftliche Einreichung ermöglicht wird, indem beispielsweise speziell angefertigte Beschwerdekarten in öffentlich zugänglichen Bereichen des jeweiligen Unternehmens ausliegen, die anschließend in einen Beschwerdekasten eingeworfen werden können (Vomberg, 2010). Bei schriftlichen Beschwerden findet somit erstmals kein direkter Kontakt zwischen der Kundin/dem Kunden und einem Mitarbeitenden des Unternehmens statt. Bei mündlichen oder telefonischen Gesprächen hingegen erfolgt dieser unverzüglich und der Beschwerdeführende erhält bereits zum Zeitpunkt der Äußerung seines Anliegens erste Informationen über die Reaktion der Annahmestelle (Hippner et al., 2011). Da die positiv oder negativ erlebte Wahrnehmung des Erstkontakts wesentliche Auswirkungen auf den Abbau bzw. die Steigerung der Zufriedenheit der Kundschaft hat, gilt der Erstkontakt als Schlüsselerlebnis im Beschwerdeprozess (Stauss & Seidel, 2014). Des Weiteren wird der Rolle der beschwerdeannehmenden Person eine hohe Bedeutung zugewiesen. Daher ist es wichtig, die Verantwortlichkeiten im Rahmen der Beschwerdeabwicklung vorab zu klären. Günstig ist es festzulegen, dass diejenige Person, die eine Beschwerde annimmt, zugleich für deren Abwicklung zuständig ist bzw. die Aufgabe der Bearbeitung gegebenenfalls an einen zuständigen Mitarbeitenden übergibt (Vomberg, 2010). Im Beschwerdemanagement wird dieses Prinzip als „Complaint Ownership" bezeichnet (Stauss & Seidel, 2014). Bezüglich der Erfassung und Kategorisierung der notwendigen Informationen sind folgende drei Kriterien zu beachten: Vollständigkeit, Strukturiertheit und Schnelligkeit. Diese dienen allesamt dazu, einen systematischen Ablauf der Beschwerdebearbeitung im Unternehmen zu gewährleisten und der Beschwerdeführerin/dem Beschwerdeführer eine zügige Antwort bzw. Problemlösung ermöglichen zu können (Vomberg, 2010). Grundlegende Erfassungsinhalte sind Beschwerdeinhalts-Informationen, wie Informationen zum Beschwerdeführer, zum Beschwerdeproblem und zum Beschwerdeobjekt, sowie Beschwerdeabwicklungs-Informationen, wie Informationen zur Beschwerdeannahme, -bearbeitung und -reaktion (Stauss & Seidel, 2014).

Bearbeitung

Die Phasen der Bearbeitung und Reaktion seitens des Unternehmens stellen für die Beschwerdeführenden die wichtigsten Prozessphasen dar. In der Bearbeitungsphase, die alle internen Bearbeitungsschritte umfasst, hat die Organisation zwei konkrete Aufgaben zu erfüllen: Erst ist die Beschwerde an die zuständige Person oder Abteilung weiterzuleiten, damit dann eine geeignete Lösung ausgearbeitet werden kann (Vomberg, 2010). Der Beschwerdebearbeitungsprozess erfolgt in mehreren Stufen und erfordert die Einbeziehung eines systematischen Prozessmanagements. Auch in dieser Phase ist es von hoher Wichtigkeit, die Verantwortlichkeiten festzulegen. Als erstes gilt es zu entscheiden, ob die zu verrichtenden Schritte in Alleinarbeit oder unter Einbeziehung anderer Kolleginnen/Kollegen vollbracht werden. Anderenfalls gibt es noch die Möglichkeit der vollständigen Übergabe der Aufgabe. Die Wahl erfolgt in Abhängigkeit der aus der Beschwerdeannahme gewonnenen Informationen (Stauss & Seidel, 2014). Werden die Prozesse aufgeteilt, so wird unterschieden zwischen der Rolle des Process Owners, der Rolle des Complaint Owners und der Rolle des Task Owners. Der Process Owner ist für den gesamten BM-Prozess verantwortlich, der Complaint Owner fokussiert die Einzelfall-Bearbeitung und der Task Owner ist zuständig für einzelne Schritte der Abarbeitung (Hippner et al., 2011). Anschließend sollten Bearbeitungstermine für bestimmte Teilschritte sowie die Fertigstellung des Bearbeitungszeitraums festgelegt werden, deren Einhaltung überwacht werden muss. Dazu eignet es sich, ein Mahn- und Eskalationsmanagement einzubeziehen (Hippner et al., 2011). Auch muss die Kommunikation innerhalb des Unternehmens unter allen am Beschwerdeprozess beteiligten Personen klar geregelt werden (Hippner et al., 2011). Die Dokumentation ist auch in dieser Phase ein wesentlicher Bestandteil. Alle Involvierten haben alle Bearbeitungsschritte, Maßnahmen und Termine für jeden Einzelfall schriftlich festzuhalten (Hippner et al., 2011).

Reaktion

Die Beschwerdereaktion umfasst alle Eindrücke, die die Kundin/der Kunde während des Beschwerdeprozesses wahrnimmt (Stauss & Seidel, 2014). Um die bereits unzufriedene Kundschaft nicht noch mehr zu verärgern, ist es von hoher Bedeutung, ihnen eine schnelle Rückmeldung auf ihre Beschwerde zu geben. Bei mündlichem oder telefonischem Beschwerdeeingang sollte der Kundin/dem Kunden sofort eine erste Auskunft über das weitere Vorgehen im Unternehmen erhalten. Eine spezielle Schulung der beschwerdeannehmenden Mitarbeiterinnen und Mitarbeiter hinsichtlich der Anforderungen im Umgang mit Beschwerden erweist sich als günstig, um angemessen reagieren und die von Emotionen geladene Gesprächssituation beruhigen zu können. Zudem sind unternehmensintern konkrete Verhaltensregeln für den Umgang mit Kritik zu verabschieden, um eine professionelle und kundenorientierte Gesprächsführung zu ermöglichen (Hippner et al., 2011). Geht die Beschwerde schriftlich ein, sollte der Beschwerdeführende zügig, innerhalb weniger Tage kontaktiert werden. Das Unternehmen hat hierfür eine maximale Zeitspanne festzulegen, die ab dem Zeitpunkt des Beschwerdeeingangs bis zur ersten Reaktion höchstens vergehen darf (Hippner et al, 2011). Handelt es sich um eine Routinebeschwerde, so kann die erste Reaktion gleichzeitig die Problemlösung beinhalten. Anderenfalls wird die Kundin/der Kunden über eine Nachricht in Form einer Eingangsbestätigung oder eines Zwischenbescheids darüber informiert, dass die Beschwerde im Unternehmen angekommen ist und zeitnah bearbeitet wird. Ob die Bestätigung bzw. der Bescheid mündlich, schriftlich oder telefonisch erfolgt muss einheitlich festgesetzt werden (Hippner et al., 2011). Zur Zufriedenstellung der Kundschaft kann die Organisation zwischen einer finanziellen, einer materiellen oder einer immateriellen Entschädigung wählen. Die Wahl ist abhängig von der Bedeutung des Problems, der Kundin/dem Kunden an sich und dem ökonomischen Wert für das Unternehmen (Hippner et al., 2011).

3.1.2 Indirekter Beschwerdemanagementprozess

Unter das indirekte Beschwerdeverfahren fallen alle internen Unternehmensprozesse, die nach dem Eingang einer Beschwerde in der betroffenen Einrichtung vorgenommen werden und daher nur indirekt Einfluss auf die Verfasserin/den Verfasser der Kritik haben. Da das Unternehmen im Rahmen des direkten BM-prozesses vielseitige Informationen über die unternehmerische Qualität von Produkten oder Dienstleistung sowie über Kundenanforderungen oder Marktchancen erhalten hat, ist es von hoher Bedeutung, diese Hinweise effektiv für die Steigerung der Unternehmensqualität zu nutzen. Um eine strukturierte Analyse vornehmen zu können, wird auch das indirekte Beschwerdeverfahren in vier Mechanismen untergliedert: Die Auswertung, das Controlling, das Reporting sowie die Informationsnutzung (Stauss & Seidel, 2014).

Auswertung

Um das gesamte Informationspotential systematisch auszuschöpfen, sollten die in den Beschwerden enthaltenen Hinweise sollten sowohl quantitativ, als auch qualitativ ausgewertet werden. Die quantitative Beschwerdeanalyse beinhaltet das gezielte Untersuchen des Beschwerdeaufkommens in zeitlicher und örtlicher Hinsicht und zeigt damit auf, wie häufig bestimmte Beschwerden auftreten, ob sie wiederkehrend sind und ob sie mit bestimmten Prozessen, Personen oder Abteilungen zusammenhängen (Vomberg, 2010). Qualitativ wird eine systematische Ursachenanalyse durchgeführt, die bedeutende Hinweise auf die Verbesserung der Unternehmensstrategie bereitstellen kann

(Hippner et al., 2011). Auch ist eine Priorisierung der eingegangenen Beschwerden sinnvoll, die sich aus der Häufigkeit des Auftretens und einer Relevanzeinschätzung errechnen lässt (Stauss & Seidel, 2014). Grundsätzlich gilt: Je mehr Informationen im Rahmen der Beschwerdeannahme offengelegt wurden, desto detaillierter kann die Beschwerdeauswertung durchgeführt werden und somit entscheidungsunterstützende Informationen zur Problemprävention bereitstellen (Stauss & Seidel, 2014).

Controlling

Aufgabe des Beschwerdemanagementcontrollings ist es, sicherzustellen, dass die Handlungen in der Organisation gemäß der festgelegten Unternehmensstrategie und den darin festgelegten Anforderungen und Zielen verlaufen (Stauss & Seidel, 2014). Durch strukturiertes Controlling kann das BM der Führungsebene entscheidende Hinweise auf sinnvolle Umstrukturierungen geben, die im Rahmen der Kennzahlenerhebung im Auswertungsprozess aufgedeckt wurden (Vomberg, 2010). Der Prozess des Controllings wird in drei Teilbereiche unterteilt: Das Evidenz-Controlling, das Aufgaben-Controlling sowie das Kosten-Nutzen-Controlling. Im Rahmen des Evidenz-Controllings wird untersucht, inwieweit es durch den gezielten Einsatz eines Beschwerdemanagements gelingt, Art und Umfang der Unzufriedenheit auf Seiten der Kundschaft aufzudecken. Nicht zu vernachlässigen ist hierbei das sogenannte Eisberg-Phänomen, das verdeutlicht, dass es schwer möglich ist, alle unzufriedenen Kundinnen und Kunden und deren Probleme zu erfassen (Stauss & Seidel, 2014). Zum einen gibt es immer Personen, die zwar ernüchtert sind, ihren Ärger aber nicht offen kundtun. Zum anderen besteht immer ein entsprechendes Ausmaß an Kritik, die zwar von Beschwerdeführenden geäußert wurde, aber im Unternehmen nicht in die die Beschwerdedokumentation aufgenommen und demnach nicht als Beschwerde registriert wurde (Hippner et al., 2011). Zwar ist die Menge der eingehenden Beschwerden aussagekräftig, jedoch gilt es immer, die Hintergründe zu erforschen, da eine geringe Anzahl nicht automatisch bedeutet, dass keinerlei Mängel vorliegen (Vomberg, 2010). Um Fehleinschätzungen zu vermeiden sollten demnach auch diese beiden Ansatzpunkte mit in den Blick genommen werden (Stauss & Seidel, 2014). Das Aufgaben-Controlling überwacht die Erfüllung der verschiedenen Prozessschritte fortlaufend. Nachdem Qualitätsdimensionen festgelegt wurden, d.h. was genau gemessen werden soll, müssen für jede einzelne Aufgabe individuelle Qualitätsindikatoren und -standards verabschiedet werden. Wenn möglich sind die Indikatoren operativer Natur. Anderenfalls wird die Qualität über Zufriedenheitswerte gemessen, die über die Durchführung von Zufriedenheitsbefragungen gewonnen werden. Die Bewertung erfolgt anhand vorab festgesetzter Soll-Vorgaben. Zusätzlich hat die Organisation die Aufgabe, Produktivitätsindikatoren und -standards zu definieren, um die Effizienz der Aufgabenerfüllung bewerten zu können (Hippner et al., 2011). Das Kosten- und Nutzen-Controlling überprüft inwiefern das Beschwerdemanagement Kosten- und

Nutzeneffekte erzielt. Das Kosten-Controlling misst die gesamten Kosten, die während des direkten und indirekten Beschwerdemanagementprozesses entstehen und das Nutzen-Controlling deckt verschiedene Nutzeneffekte, wie Informations-, Einstellungs-, Wiederkauf- und Kommunikationsnutzen auf. Durch die Gegenüberstellung beider Analysen wird deutlich, inwieweit das Beschwerdemanagement einen positiven oder auch negativen Einfluss auf die Wirtschaftlichkeit des Unternehmens hat (Hippner et al., 2011).

Reporting

Im Rahmen des Reportings verpflichtet sich das BM, die aus Auswertung und Controlling gewonnenen beschwerderelevanten Hinweise, verschiedenen unternehmensinternen Gruppen verfügbar zu machen (Hippner et al., 2011). Dabei wird unterschieden zwischen einem sogenannten Informations-Push und einem Informations-Pull. Als Informations-Push wird die aktive und regelmäßige Berichterstattung verstanden. Wichtig ist eine klare Regelung zur inhaltlichen, formalen, zeitlichen und zielgruppenbezogenen Dimension, d.h. es muss unternehmensintern festgelegt werden, welchen Zielgruppen welche Informationen in welcher Form und in welchem Rhythmus bereitgestellt werden (Stauss & Seidel, 2014). Beim Informations-Push dagegen handelt es sich um unregelmäßige Sonderwünsche zur Berichterstattung von internen Kunden. Das Beschwerdemanagement hat zwei verschiedene Möglichkeiten, derartige Informationen bereitzustellen: On-stock oder on-demand. Bei der on-stock-Informationsbereitstellung wird für gewisse interne Zielgruppen ein Portal eingerichtet, über welches sie erwünschte Aspekte eigenständig aufrufen oder analysieren können. Werden die Hinweise on-demand bereitgestellt, so liegt eine spezielle Anfrage einer internen Gruppe vor. Diese beinhaltet entweder die Frage nach spezifischen Sachverhalten, die nicht im regelmäßigen Bericht erhalten sind oder den Wunsch nach einer Berichterstattung, der vom vereinbarten Rhythmus abweicht (Stauss & Seidel, 2014).

Informationsnutzung

Die letzte Phase des Beschwerdemanagementprozesses zielt darauf ab, die durch die Strategie gewonnenen Informationen aktiv zur Verbesserung der Unternehmensqualität zu nutzen und demnach einen wesentlichen Beitrag für das Qualitätsmanagement zu leisten (Hippner et al., 2011). Gleichzeitig wird damit das Ziel der langfristigen Kundenbindung verfolgt (Stauss & Seidel, 2014). Zur Erreichung dieser Ziele ist es für das Unternehmen unabdingbar, bestimmte Instrumente in die Unternehmensstrategie zu involvieren und folgende Maßnahmen umzusetzen: Um effektive Lösungen auszuarbeiten, sollten die jeweiligen Mitarbeitenden mit Qualitätsplanungstechniken vertraut sein. Zudem ist die direkte Verbindung des Beschwerdemanagements zum Qualitätsmanagement sowie auch zum Kundenmanagement von hoher Wichtigkeit, um das Wissen abteilungsübergreifend anwenden zu können. Dies bedeutet, dass die aus dem Beschwerdeprozess gewonnenen Informationen auch für die Abteilungen Qualitätsmanagement und Kundenmanagement zur Verfügung stehen sollten. Auch die Einbindung der beschwerdeführenden Personen und die Nutzung derer Ideenpotentials kann sehr sinnvoll sein, um neue Anregungen für die Unternehmensstrategie zu gewinnen (Stauss & Seidel, 2014).

3.2 Konkrete Vorgehensweise im Krankenhaus

Auch in Krankenhäusern gilt die strukturierte Umsetzung eines Beschwerdemanagements als wesentlicher Erfolgsfaktor. Daher sollte es fest in jedem QM integriert sein (Ertl-Wagner et al., 2012). Als Anspruchsgruppen stehen dem Krankenhaus verschiedene Parteien zur Verfügung: Patientinnen und Patienten, Angehörige, Mitarbeiterinnen und Mitarbeiter oder auch Lieferanten und sonstige Stakeholder, die in Kontakt mit Mitarbeitenden des Krankenhauses stehen. Im Rahmen dieser Ausarbeitung wird allerdings lediglich die Gruppe der Patientinnen/Patienten berücksichtigt. Die Ursache der Beschwerde kann sowohl sachbezogen, als auch personenbezogen sein.

Um eine möglichst hohe Qualität der Krankenhausversorgung gewährleisten zu können, ist es von hoher Bedeutung, die Meinung der Betroffenen zu berücksichtigen. Daher eignet sich ein Beschwerdemanagement, um Patientinnen und Patienten anzuregen, ihre Zufriedenheit bzw. Unzufriedenheit offen zu artikulieren. In Krankenhäusern erfolgt die Stimulierung meist über ausgelegte Feedbackformulare in den Wartezimmern oder Stationen (Ertl-Wagner et al., 2012). Da ein Krankenhausbesuch meist ohnehin mit Wartezeiten verbunden ist, bietet sich die Strategie an, um diese Zeit sinnvoll zu nutzen. Die ausgefüllten Formulare werden anschließend in Briefkästen eingeworfen. Ein weiterer Vorteil dieser Methode ist, dass die Beschwerde auf Wunsch der/des Betroffenen auch anonym, d.h. ohne Angaben zur Person, geäußert werden kann. Für zu Behandelnde, die nicht anonym bleiben und ihr Anliegen direkt gegenüber Mitarbeitenden des Krankenhäusern ansprechen möchten, gibt es auch die Möglichkeit der mündlichen (persönlich oder telefonisch) oder schriftlichen Äußerung per Brief oder E-Mail. Auch diese spontanen Eingänge sind nicht zu vernachlässigen und müssen strukturiert dokumentiert und bearbeitet werden (Ertl-Wagner et al., 2012). Bei mündlichen Konfrontationen sollten die wichtigsten formalen Aspekte bereits während des Gespräches auf einem strukturierten Formblatt festgehalten werden (Ertl-Wagner et al., 2012). Anschließend besteht die Aufgabe des entsprechenden Mitarbeitenden darin, sich sofort um die Problembehebung zu kümmern. Die Bearbeitung sollte möglichst schnell beginnen und nicht aufgeschoben werden, um das Ärgernis des Beschwerdeführenden nicht noch mehr zu steigern. Die Verantwortlichkeit über das Beschwerdevorgehen liegt im Kontext eines Krankenhauses meist bei einer speziell dafür vorgesehenen Person, einer/einem sogenannten

Beschwerdebeauftragten. Handelt es sich nicht um eine einfach handhabbare Standard-beschwerde, die von der/dem Beauftragten selbstständig, ohne weitere Absprachen ab-gearbeitet werden kann, so ist das Hinzuziehen weiterer Kollegen und die Bearbeitung im Rahmen von Beschwerdezirkeln nötig und sinnvoll (Ertl-Wagner et al., 2012). Der Eingang nicht anonymer, schriftlicher Beschwerden ist prompt zu bestätigen. Des Wei-teren sind bei allen nicht-anonymen Beschwerden (ob mündlich oder schriftlich), die nicht innerhalb eines sehr kurzen Zeitraumes abgearbeitet werden können, Zwischen-berichte an die Patientinnen/Patienten zu versenden. Darin enthalten ist die Information über den bisherigen Stand der Problemlösung und die Bitte an den Beschwerdeführen-den, sich noch ein wenig zu gedulden (Ertl-Wagner et al., 2012).

Handelt es sich um haftungsrechtlich relevante Beschwerden mit potentiell schwerwie-genden Auswirkungen, so ist die Rechtsabteilung des Krankenhauses einzubeziehen. In derartigen Fällen fordert die Rechtsabteilung eine detaillierte Stellungnahme vom be-schuldigten Mitarbeitenden bzw. von der beschuldigten Abteilung und nimmt eine ge-naue Ursachenanalyse vor, die vor allem mögliche Systemfehler fokussiert. Anschlie-ßend beginnt die Ausarbeitung einer geeigneten Lösung (Ertl-Wagner et al., 2012).

Konnte im Rahmen des Beschwerdeprozesses eine geeignete Maßnahme erarbeitet werden, die sowohl auf den Beschwerdegrund, als auch auf die Unternehmensphiloso-phie abgestimmt ist, so hat die/der Beschwerdebeauftragte die Aufgabe, den Beschwer-deführenden in einem Antwortschreiben über die Lösung zu informieren. In der Regel wird dieses Schreiben von der Krankenhausleitung signiert, um der/dem Betroffenen nochmals klar die Ernsthaftigkeit des Prozesses zu verdeutlichen (Ertl-Wagner et al., 2012).

Abgeschlossen gilt der Prozess jedoch erst, wenn die eingegangene Beschwerde und alle dazugehörigen Informationen und erarbeiteten Maßnahmen in einem entsprechen-den Formular oder einer Datenbank festgehalten wurden. Dies erleichtert es dem Kran-kenhaus, neue bzw. ähnliche Beschwerden schneller abzuarbeiten und eine Übersicht-lichkeit über die Fälle und deren Hintergründe zu bewahren. Zudem sollte in regelmäßi-gen Abständen (meist jährlich) eine sogenannte Beschwerdestatistik vorgenommen werden, die dem Unternehmen zum einen wichtige Hinweise über die Entwicklung der Beschwerdesituation liefert und zum anderen wesentlich für die jährliche Durchführung des Management-Reviews ist (Ertl-Wagner et al., 2012).

4 Bedeutung des Beschwerdemanagements

Nachfolgend werden die Benefits aufgelistet, die ein Beschwerdemanagement auf der einen Seite für das Krankenhaus als Unternehmen und auf der anderen Seite für die Beschwerdeführenden (Patientinnen und Patienten) mitbringen kann. Hinzugefügt wer-den muss hier allerdings, dass die genannten Vorteile nur auftreten können, wenn der

Prozess des Beschwerdemanagements korrekt und unter Berücksichtigung aller bedeutender Abläufe und Aufgaben, wie im Übersichtspunkt 3 beschrieben, angewendet wird. Bestehende Mängel in der Implementierung vermindern oder verhindern demnach den Erfolg des Konzeptes.

4.1 Nutzen für das Krankenhaus

Das BM hat vielfältige Funktionen und erweist sich, wie bereits erwähnt, aus zweierlei Hinsicht als sehr nützlich für das Krankenhaus. Zum einen, hat es einen positiven Einfluss auf das Kundenbeziehungsmanagement (Customer Relationship Management), zum anderen bringt es erfolgsversprechende Effekte für das Qualitätsmanagement mit (Stauss & Seidel, 2014).

Auswirkungen auf das Kundenbeziehungsmanagement

Indem das Beschwerdemanagement die Patientinnen/Patienten gezielt zur Einreichung einer Beschwerde animiert, wird zu Behandelnden verdeutlicht, dass ihre Meinung wichtig ist und das Krankenhaus Wert auf deren Wohlergehen legt. Das Beschwerdemanagement versucht demnach, zur Zufriedenstellung der Kundinnen/Kunden beizutragen und weist damit eine **Reparaturfunktion** auf (Günther, 2008, zitiert nach Winkelmann, 2013). Gleichzeitig führt dies zur Einschränkung bzw. Vermeidung der Verbreitung negativer Mund-zu-Mund-Propaganda, da die da die Beschwerdeführenden aufgefordert werden, sich mit ihrem Ärger direkt an die Verantwortlichen zu wenden, anstatt diesen an Familienangehörige, Freunde, sonstige Bekannte oder gar über soziale Medien zu verbreiten und die Öffentlichkeit damit negativ zu beeinflussen. Dadurch wird die **PR-Funktion** des Beschwerdemanagements deutlich, die versucht, die Bevölkerung durch ehrliche Aufklärung in die Unternehmensstrategie einzubinden und einen guten Ruf zu wahren (Günther, 2008, zitiert nach Winkelmann, 2013). Das Krankenhaus versucht, durch kundenorientiertes Verhalten und eine positive Beeinflussung des Verbundenheitsgefühls der Kundinnen/Kunden, positive Effekte für den Unternehmenserfolg zu erzielen (Stauss & Seidel, 2014). Durch die angestrebte langfristige Verbindung erhoffen sich die Krankenhäuser, ihre Patientinnen und Patienten langfristig zu halten und den Wechsel zu Konkurrenzkrankenhäusern zu vermeiden, wodurch die **Bindungsfunktion** des Ansatzes zum Ausdruck kommt (Günther, 2008, zitiert nach Winkelmann, 2013). Zudem erhofft sich das Krankenhaus einen Profit vom sogenannten Beschwerdeparadoxon, das besagt, dass Beschwerdeführende, die einen positiven Umgang mit ihrer Beschwerde und angemessene Resultate erfahren haben, anschließend zufriedener sind, als Kundinnen/Kunden, die generell befriedigt sind und keinen Anlass zur Beschwerde haben (Gelbrich et al., 2011).

Auswirkungen auf das Qualitätsmanagement

Einen entscheidenden Beitrag für das QM leistet das Beschwerdemanagement, wenn die in den Beschwerden enthaltenden Informationen als kostenloses Feedback gesehen und zur Verbesserung der Qualität des Krankenhauses genutzt werden (Artega, 2013, zitiert nach Bühner & Luppold, 2017). Artikulierte Beschwerden liefern dem Krankenhaus wertvolle Hinweise auf Schwächen oder Qualitätsmängel, die aus Sicht der Kundinnen und Kunden wahrgenommen werden und machen deutlich, dass die Leistungsempfänger nicht vollkommen zufrieden mit dem ihnen offerierten Angebot sind. Die Berücksichtigung der Kundensicht bei Entscheidungsfindungen ist zur heutigen Zeit der kundenorientierten Versorgung entscheidend, um zur kontinuierlichen Qualitätsverbesserung beizutragen und dem Krankenhaus demnach einen hohen Stellenwert auf dem konkurrenzgeleiteten Markt zu bieten (Stauss & Seidel, 2014). Grundsätzlich gilt in den meisten Fällen: Je später die Ursache für ein Problem aufgedeckt wird, desto höher sind auch die Kosten, die zur Behebung aufgewendet werden müssen (Hippner et al., 2011). Demnach wird auch eine wirtschaftliche Komponente angestrebt, da die Reduktion von qualitativen Fehlern zu einer Kostenreduktion führen und gleichzeitig durch zufriedene Leistungsannehmende und positive Propaganda auch die Marktchancen des Unternehmens erhöhen sollen (Stauss & Seidel, 2014). Die Kostenreduktion ist sowohl auf externe Fehlerkosten, wie Gewährleistungs- oder Auseinandersetzungskosten, als auch auf interne Fehlerkosten, wie Kosten für innerbetriebliche Falsch- oder Doppelarbeiten ausgerichtet (Hippner et al., 2011). Durch die **Anreizfunktion** des Beschwerdemanagements werden die Mitarbeitenden des Krankenhauses angespornt, die entsprechenden Mängel zu beseitigen und den Unternehmenserfolg voranzutreiben (Günter 2008, zitiert nach Winkelmann, 2013). Dadurch wird auch innerbetrieblich immer mehr zu kundenorientiertem Handeln aufgefordert. Die stetige Analyse der Kundenrückmeldungen setzt die Organisation einem kontinuierlichen Lernprozess aus und verdeutlicht demnach die **Lernfunktion** des strategischen Konzeptes (Günter 2008, zitiert nach Winkelmann, 2013). Die Probleme werden im Rahmen der Beschwerdeeinreichung detailliert geschildert und beinhalten in einigen Fällen bereits Lösungsvorschläge (Stauss & Seidel, 2014). Damit sind die in Beschwerden enthaltenden Hinweise deutlich nutzbringender als beispielsweise Kundenzufriedenheitsbefragungen, die sehr oberflächlich sind und lediglich Durchschnittswerte aufzeigen (Stauss & Seidel, 2014).

4.2 Nutzen für die Beschwerdeführenden

Auch die Beschwerdeführenden selbst erfahren durch die Integration eines Beschwerdemanagements einen Nutzen, wenn auch dieser nicht im Vordergrund der Strategie steht. Indem sie aktiv zur Beschwerde aufgefordert werden, bekommen die Patientinnen und Patienten das Gefühl vermittelt, dass das Krankenhaus sehr an deren

Zufriedenstellung und Wohlergehen interessiert ist. Das BM vermittelt Sicherheit und führt daher gleichzeitig zum Vorbeugen von Unzufriedenheit bzw. zur Steigerung der Zufriedenheit (Hippner et al., 2011). Durch eine angemessene Beschwerdebearbeitung fühlen sich die Kundschaft ernst genommen und erfährt selbst, wie bedeutend deren Ansichten zum Krankenhausgeschehen für die Organisation sind. Indem Problemlösungen gefunden und in die Unternehmensstrategie eingebunden werden, werden die Beschwerdeführenden selbst zum integrativen Bestandteil des Krankenhauskonzeptes. Damit leisten sie einen wesentlichen Beitrag zur Qualitätsverbesserung und ermöglichen allen nachfolgenden Kundinnen und Kunden des Krankenhauses, die ähnlichen Problemen oder Mängeln ausgesetzt sind, einen besseren Umgang sowie eine höhere Zufriedenheit, was wiederum das eigene Selbstwertgefühl und Wohlbefinden enorm steigert.

5 Schwierigkeiten bei der Realisierung

In der Realität gestaltet sich die Integration des Beschwerdemanagements in den klinischen Alltag nicht immer problemlos. Zwar werden die grundlegenden strategischen Ideen von den Organisationen akzeptiert und die zugehörigen Maßnahmen eingeleitet, jedoch ist die tatsächliche Umsetzung in ihrer Professionalität häufig unzureichend. Dies bestätigt die Studie „Umsetzung und Wirkungen des Patientenorientierten Beschwerdemanagements im Krankenhaus" des AQUA-Instituts für Qualität im Gesundheitswesen aus dem Jahr 2017, die auf den Angaben von insgesamt 879 Krankenhäusern beruht (AQUA-Institut, 2017). Die Studie belegt, dass heutzutage nahezu alle Krankenhäuser das Beschwerdemanagement als strukturierten Prozess fest in das Krankenhauskonzept verankert haben und gezielt Personal in diesem Bereich einsetzen (AQUA-Institut, 2017). Jedoch wurde deutlich, dass die tatsächliche Umsetzung häufig nicht entsprechend den Vorgaben verläuft. Bei etwa 33 Prozent der Krankenhäuser liegen keine schriftlich dokumentierten Verfahrungsanweisungen vor. Zudem geben gut ein Drittel der befragten Mitarbeitenden an, Unsicherheiten im Umgang mit Beschwerden zu haben. Häufige Ursache für derartige Unsicherheiten sind mangelhafte Teilnahmen an Schulungen und Fortbildungen. Die Studie zeigt auf, dass die Mehrheit der Mitarbeitenden im BM (60 Prozent) über eine unzureichende Schulung verfügt (AQUA-Institut, 2017). Hinzu kommt, dass das beauftragte Personal bei mehr als der Hälfte der studienteilnehmenden Krankenhäuser (53 Prozent) nicht ausreichend ist, um alle Beschwerden ordnungsgemäß zu bearbeiten. Als Grund für dieses Defizit wurde der Personalmangel genannt (AQUA-Institut, 2017).

Auch hinsichtlich der Zufriedenheit der Patientinnen und Patienten wird deutlich, dass die Umsetzung des Beschwerdemanagements (noch) nicht in ausreichend hoher Qualität erfolgt. Eine Umfrage des Picker Instituts verdeutlicht, dass nur 24,6 Prozent der beschwerdeführenden Personen vollständig zufrieden mit der Abwicklung ihrer

Beschwerde sind (Picker Institut Deutschland, 2005, zitiert nach Riechmann et al., 2008). Auch zeigt die Studie auf, dass mehr als die Hälfte (52,9 Prozent) aller ernüchterten Kundinnen/Kunden keine Beschwerde einreichen. Als Gründe wurden Angst und unzureichende Informationen über den Beschwerdeprozess genannt (Picker Institut Deutschland, 2005, zitiert nach Riechmann et al., 2008).

Die Publikation von Artega weist zudem auf die Schwierigkeit hin, zwischen sachlichen und subjektiv empfundenen Mängeln zu unterscheiden. Nicht bei jeder Beschwerde ist es nötig, direkt nach einer geeigneten Lösung zu suchen, da die negativen Äußerungen von Kundinnen/Kunden auch unbegründet sein können. Gegebenenfalls sind die Beschwerdeführenden aus unverständlichen Gründen, die nicht mit dem Unternehmen selbst zusammenhängen, frustriert und nutzen das Angebot des Beschwerdemanagements, um ihren Ärger loszuwerden oder Unruhe zu stiften. In derartigen Fällen ist qualifiziertes und geschultes Personal von hoher Bedeutung (Artega, 2013, zitiert nach Bühner & Luppold, 2017).

Zudem gilt es auch zu beachten, dass die schriftliche Beschwerdeeinreichung die Gefahr mit sich bringt, Missverständnisse auszulösen. Im Rahmen der schriftlichen Kommunikation kann keine Mimik oder Gestik zum Ausdruck gebracht werden, weshalb sie für die Kommunikationspartner viel Interpretationsspielraum lässt (Artega, 2013, zitiert nach Bühner & Luppold, 2017). Dadurch werden bestimmte Äußerungen schnell falsch oder energischer verstanden, als sie eigentlich gemeint sind. Um dem entgegenzuwirken ist es hilfreich, schriftlich entgegengenommene Beschwerden, mündlich zu beantworten (Artega, 2013, zitiert nach Bühner & Luppold, 2017).

6 Zusammenfassung/Fazit

Im Rahmen eines Beschwerdemanagements wird die Kundschaft einer Organisation aktiv dazu angeregt, ihre Unzufriedenheit zu artikulieren. Das Unternehmen enthält dadurch Hinweise auf Qualitätsmängel und Schwächen aus Kundensicht, die es zu beseitigen gilt. Um die Hauptziele der Steigerung der Kundenbindung sowie der Qualitätsverbesserung zu erreichen, müssen folgende Schritte durchlaufen werden:

- Beschwerdestimulierung
- Beschwerdeannahme
- Beschwerdebearbeitung
- Beschwerdereaktion
- Beschwerdeauswertung
- Beschwerdecontrolling
- Beschwerdereporting
- Beschwerdeinformationsnutzung

Im Rahmen des direkten Beschwerdemanagementprozesses, der alle Aktivitäten, die direkt mit der Kundin/dem Kunden in Verbindung stehen, fokussiert, wird die Kundschaft aktiv zur Einreichung einer Beschwerde angeregt. Das Unternehmen hat die Aufgabe, diese anzunehmen, entsprechend zu bearbeiten und dem Beschwerdeführenden anschließend eine Rückmeldung zu geben, in der das Resultat der Beschwerdebearbeitung präsentiert wird. Der indirekte Beschwerdemanagement umfasst die weiteren vier Phasen der Auswertung, des Controllings, des Reportings sowie der Informationsnutzung und stellt damit alle unternehmensinternen Beschwerdeprozesse dar, die innerhalb der Einrichtung vorgenommen werden, um durch das BM positive Effekte für die Organisation zu verwirklichen.

Die erfolgreiche Integration eines Beschwerdemanagements in die Unternehmensstrategie eines Krankenhauses beeinflusst sowohl das Kundenbeziehungsmanagement, als auch das Qualitätsmanagement positiv, indem es nach Günter folgende Funktionen aufweist: Eine Reparaturfunktion, eine Lernfunktion, eine Anreizfunktion, eine PR-Funktion sowie eine Bindungsfunktion. Durch das Feedback ist das Unternehmen einem stetigen Lernprozess ausgesetzt. Dadurch entstehen auch für die Mitarbeitenden Anreize, ihr bestmögliches Leistungspotential auszuschöpfen und die Unternehmensqualität voranzutreiben. Indem bestehende Mängel beseitigt werden, wird die allgemeine Zufriedenheit und die Bindung der Beschwerdeführenden an das Krankenhaus gesteigert. Dadurch sehen sie davon ab, ihre negativen Erfahrungen an die Öffentlichkeit zu verbreiten und bleiben dem Unternehmen gleichzeitig länger als Kundin/Kunde erhalten, was wirtschaftliche Vorteile und Marktchancen für die Organisation mit sich bringt.

Das Ziel, das das Beschwerdemanagement verfolgt ist tatsächlich sehr erfolgsversprechend und bringt viele positive Effekte für das Unternehmen mit sich. Jedoch ist die Umsetzung in der Realität häufig weniger erfolgreich. Entsprechende Studien belegen folgende Schwierigkeiten bei der Realisierung des Beschwerdemanagements im Kontext des Krankenhauses:

- Fehlen schriftlich dokumentierter Verfahrensanweisungen
- Unsicherheiten der Mitarbeitenden im Umgang mit Beschwerden
- Unzureichende Ausbildung des Personals
- Fehlendes Personal zur ordnungsgemäßen Bearbeitung der Beschwerden aufgrund Personalmangel
- Unzureichende Zufriedenheit seitens der beschwerdeführenden Patientinnen und Patienten
- Schwierigkeiten bei der Unterscheidung zwischen sachlichen und subjektiv empfundenen Mängeln
- Schwierigkeiten der schriftlichen Kommunikation

Abschließend ist festzuhalten, dass das Beschwerdemanagement trotz Schwierigkeiten in der Realisierung bedeutende Vorteile aufweist und die emotionalen Schäden von Kundinnen und Kunden nicht unterschätzt werden dürfen, da sie zu Vertrauens- und Imageverlust führen können. Aufgrund dessen sollte es in jedem Krankenhaus bzw. jeder größeren Organisation an sich zum Einsatz kommen. Die gesetzliche Vorschrift zum Patienten-Beschwerdemanagement im Rahmen des Patientenrechtegesetztes ist durchaus nachzuvollziehen. **Die Forschungsfrage: „Eignet sich ein Patienten-Beschwerdemanagement als Mittel zur Kundenbindung und Qualitätssicherung im Krankenhaus" kann somit eindeutig mit „JA" beantwortet werden.** Da die entsprechenden Vorgaben zur ordnungsgemäßen Umsetzung allseits bekannt sind, liegt es an den Organisationen selbst, sich um eine angemessene Implementierung zu bemühen und dadurch von den entsprechenden Vorteilen zu profitieren und die Qualität des Unternehmens zu steigern.

7 Literaturverzeichnis

AQUA-Institut für angewandte Qualitätsförderung und Forschung im Gesundheitswesen GmbH (2017). *Umsetzung und Wirkungen des Patientenorientierten Beschwerdemanagements im Krankenhaus.* Verfügbar unter: https://www.aqua-institut.de/fileadmin/aqua_de/Projekte/251_Patientenorientiertes_Beschwerdemanagement/Abschlussbericht_PatBM.pdf (18.01.2020).

Bühner, C. & Luppold, S. (2017). *Praxishandbuch Kongress-, Tagungs- und Konferenzmanagement – Konzeption & Gestaltung, Werbung & PR, Organisation & Finanzierung.* Springer Gabler Verlag: Wiesbaden

Bundesgesundheitsministerium (2019). *Patientensicherheit in Deutschland stärken.* Verfügbar unter: https://www.bundesgesundheitsministerium.de/themen/praevention/patientenrechte/verbesserung-der-patientensicherheit.html (20.12.2019).

Ertl-Wagner, B., Steinbrucker, S. & Wagner, B. (2012). *Qualitätsmanagement und Zertifizierung – Praktische Umsetzung in Krankenhäusern, Reha-Kliniken, stationären Pflegeeinrichtungen.* Springer Verlag: Berlin und Heidelberg

Gelbrich, K., Wünschmann, S. & Müller, S. (2018). *Erfolgsfaktoren des Marketing.* Franz Vahlen Verlag: München

Hippner, H., Hubrich, B. & Wilde K. (2011). *Grundlagen des CRM – Strategie, Geschäftsprozesse und IT-Unterstützung.* Gabler Verlag: Ingolstadt

Picker Institut (2005). *Beschwerdemanagement im Krankenhaus als Ausdruck von Patientenorientierung?* Stuttgart und New York: Georg Thieme Verlag KG

Stauss, B. (o.J.). *Beschwerdemanagement.* Verfügbar unter: https://wirtschaftslexikon.gabler.de/definition/beschwerdemanagement-28225 (20.12.2019).

Stauss, B. & Seidel, W. (2014). *Beschwerdemanagement – Unzufriedene Kunden als profitable Zielgruppe.* Carl Hanser Fachbuchverlag: München

Vomberg, E. (2010). *Praktisches Qualitätsmanagement – Ein Leitfaden für kleinere und mittlere soziale Einrichtungen.* Kohlhammer Verlag: Stuttgart

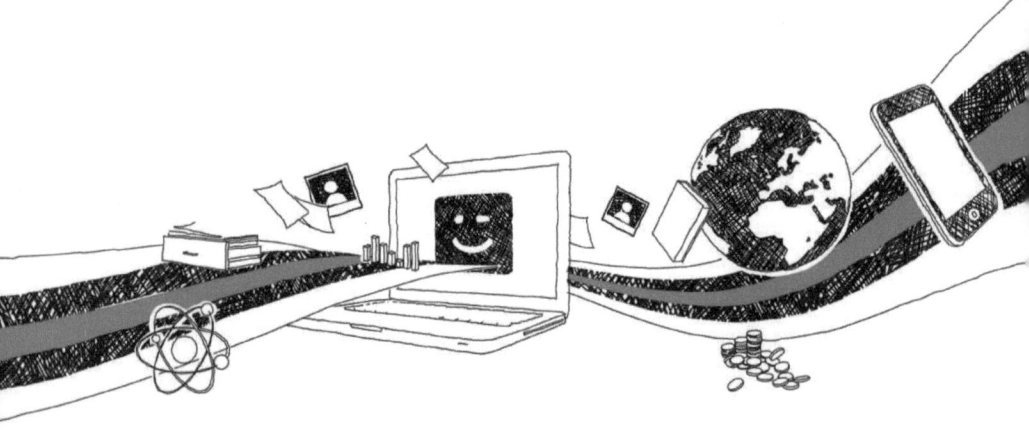
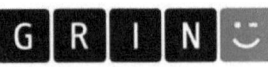